Einfache Ketogene Diät Für Einsteiger

Einfach Zu Befolgende Keto-Rezepte Für Low Carb Keto Und Mehr Energie

Allison Rivera
Cecilie Schmidt

INHALTSVERZEICHNIS

SMOOTHIES & FRÜHSTÜCK RECIPES

Chaffles mit Keto Ice Cream

Zubereitungszeit: 10 Minuten Kochzeit: 14 Minuten

Portionen: 2

Zutaten:

- 1 Ei, geschlagen

- 1/2 Tasse fein geriebener Mozzarella-Käse

- 1/4 Tasse Mandelmehl

- 2 EL swerve Konditorzucker

- 1/8 TL Xanthan-Kaugummi

- Low-Carb-Eis (Geschmack Ihrer Wahl) zum Servieren

Wegbeschreibungen:

1. **Das Waffeleisen vorheizen.**

2. **In einer mittleren Schüssel alle Zutaten außer dem Eis mischen.**

3. **Öffnen Sie das Bügeleisen und fügen Sie die Hälfte der Mischung hinzu. Schließen und kochen, bis knusprig, 7 Minuten.**

4. **Die Spreu** auf eine Platte geben und mit **dem restlichen** Teig **die zweite machen.**

5. **Auf jeder Spreueine Kugel Low Carb Eis hinzufügen, in Halbmonde falten und genießen.**

Ernährung: Kalorien 89 Fette 6.48g Kohlenhydrate 1.67g Netto Kohlenhydrate 1,37g Protein 5,91g

Schokolade schmelzen Chaffles

Zubereitungszeit: 15 Minuten Kochzeit: 36 Minuten
Portionen: 4

Zutaten

Für die Spreuen:

- 2 Eier, geschlagen

- 1/4 Tasse fein geriebener Gruyere-Käse

- 2 EL schwere Sahne

- 1 EL Kokosmehl

- 2 EL Frischkäse, weich

- 3 EL ungesüßtes Kakaopulver
- 2 TL Vanilleextrakt

- Eine Prise Salz

    Für die Schokoladensauce:

- 1/3 Tasse + 1 EL schwere Sahne

- 1 1/2 oz ungesüßte Backschokolade, gehackt

- 1 1/2 TL zuckerfreier Ahornsirup

- 1 1/2 TL Vanilleextrakt

Anfahrt: *Für die Spreu :*

1. Das Waffeleisen vorheizen.

2. In einer mittelgroßen Schüssel alle Zutaten für die Waffelnmischen.

3. Öffnen Sie das Eisen und fügen Sie ein Viertel der Mischung hinzu. Schließen und kochen, bis knusprig, 7 Minuten.

4. Die Waffel auf eine Platte geben und 3 weitere mit dem restlichen Teig machen.

5. Für die Schokoladensauce:

6. Gießen Sie die schwere Sahne in den Topf und köcheln bei niedriger Hitze, 3 Minuten.

7. Schalten Sie die Hitze aus und fügen Sie die Schokolade hinzu. Schmelzen für ein paar Minuten und rühren, bis vollständig geschmolzen, 5 Minuten.

8. Ahornsirup und Vanilleextrakt unterrühren.

9. Die Sohnenauken in Schichten mit der Schokoladensauce zwischen jeder Schicht zusammenbauen.

10. Schneiden und sofort servieren.

Ernährung: Kalorien 172 Fette 13,57g Kohlenhydrate 6,65g Net Carbs 3.65g Protein 5.76g

Erdbeere Shortcake Chaffle Schalen

Zubereitungszeit: 10 Minuten Kochzeit: 28 Minuten
Portionen: 4

Zutaten:

- 1 Ei, geschlagen

- 1/2 Tasse fein geriebener Mozzarella-Käse

- 1 EL Mandelmehl

- 1/4 TL Backpulver

- 2 Tropfen Kuchen Teig Extrakt

- 1 Tasse Frischkäse, weich

- 1 Tasse frische Erdbeeren, in Scheiben geschnitten

- **1 EL zuckerfreier Ahornsirup**

Anfahrt:

1. Eine Waffelschüssel vorheizen und mit Kochspray leicht fetten.

2. In der Zwischenzeit in einer mittleren Schüssel alle Zutaten außer dem Frischkäse und Erdbeeren rühren.

3. Das Bügeleisen öffnen, die Hälfte der Mischung eingießen, abdecken und kochen, bis es knusprig ist, 6 bis 7 Minuten.

4. Die Spreuschüssel auf einen Teller nehmen und beiseite stellen.

5. Machen Sie eine zweite Spreu Schüssel mit dem restlichen Teig.

6. Zum Servieren den Frischkäse in die Spreuschalen geben und mit den Erdbeeren auffüllen.

7. Die Füllung mit dem Ahornsirup beträufeln und servieren.

Ernährung: Kalorien 235 Fette 20.62g Kohlenhydrate 5.9g Net Carbs 5g Protein 7.51g

Heidelbeer-Chaffeln

Zubereitungszeit: 10 Minuten Kochzeit: 28 Minuten
Portionen: 4

Zutaten:

- 1 Ei, geschlagen

- 1/2 Tasse fein geriebener
  Mozzarella-Käse

- 1 EL Frischkäse, weich

- 1 EL zuckerfreier Ahornsirup
  + Extra zum Topping

- 1/2 Tasse Heidelbeeren

- 1/4 TL Vanilleextrakt

Anfahrt:

1. Das Waffeleisen vorheizen.

2. In einer mittelgroßen Schüssel alle Zutaten mischen.

3. Das Bügeleisen öffnen, mit Kochspray leicht fetten und ein Viertel der Mischung eingießen.

4. Schließen Sie das Bügeleisen und kochen, bis goldbraun und knusprig, 7 Minuten.

5. Die Waffel auf eine Platte nehmen und beiseite stellen.

6. Die restlichen Spreuen mit der restlichen Mischung machen.

7. Die Sakel mit Ahornsirup beträufeln und danach servieren.

Ernährung: Kalorien 137 Fette 9,07g Kohlenhydrate 4,02g Net Carbs 3.42g Protein 9.59g

Chaffles mit Himbeersirup

Zubereitungszeit: 10 Minuten Kochzeit: 38 Minuten Portionen: 4

Zutaten:

Für die Spreuen:

- 1 Ei, geschlagen

- 1/2 Tasse fein geschredderter Cheddar-Käse

1 TL Mandelmehl

- 1 TL saure Sahne

Für den Himbeersirup:

1 Tasse frische Himbeeren

- 1/4 Tasse Schwenkzucker

- 1/4 Tasse Wasser

1 TL Vanilleextrakt

Anfahrt:

Für die Spreuen:

1. Das Waffeleisen vorheizen.

2. In der Zwischenzeit in einer mittleren Schüssel das Ei, Cheddar-Käse, Mandelmehl und saure Sahne mischen.

3. Öffnen Sie das Eisen, gießen Sie in die Hälfte der Mischung, decken, und kochen, bis knusprig, 7 Minuten.

4. Entfernen Sie die Waffel auf eine Platte und machen Sie eine andere mit dem restlichen Teig.

Für den Himbeersirup:

1. In der Zwischenzeit die Himbeeren, Swerve Zucker, Wasser und Vanille-Extrakt in einen mittleren Topf geben. Bei niedriger Hitze kochen und kochen, bis die Himbeeren erweichen und Zucker sirupartig wird. Gelegentlich rühren, während Die Himbeeren maischen, wie Sie gehen. Schalten Sie die Wärme aus, wenn die gewünschte Konsistenz erreicht ist, und stellen Sie sie beiseite, um abzukühlen.

2. Etwas Sirup auf die Spreu tränken und genießen, wenn sie bereit sind.

Ernährung: Kalorien 105 Fette 7.11g Kohlenhydrate 4.31g
Net Carbs 2.21g Protein 5.83g

Karotten-Chaffle-Kuchen

Zubereitungszeit: 15 Minuten Kochzeit: 24 Minuten Portionen: 6

Zutaten:

- 1 Ei, geschlagen

- 2 Esslöffel geschmolzene Butter

- 1/2 Tasse Karotte, geschreddert

- 3/4 Tasse Mandelmehl

- 1 Teelöffel Backpulver

- 2 Esslöffel schwere Schlagsahne

- 2 Esslöffel Süßstoff

1 Esslöffel Walnüsse, gehackt

1 Teelöffel Kürbis-Gewürz

2 Teelöffel Zimt

Anfahrt:

1. Heizen Sie Ihren Waffelmacher vor.

2. In einer großen Schüssel alle Zutaten kombinieren.

3. Gießen Sie etwas von der Mischung in den Waffelmacher.

4. Schließen und kochen für 4 Minuten.

5. Wiederholen Sie die Schritte, bis der verbleibende Teig verwendet wurde.

Ernährung: Kalorien 294 Gesamtfett 26.7g gesättigte Fettsäuren 12g Cholesterin 133mg Natrium 144mg Kalium 421mg Gesamtkohlenhydrate 11.6g Ballaststoffe 4.5g Protein 6.8g Gesamtzucker 1.7g

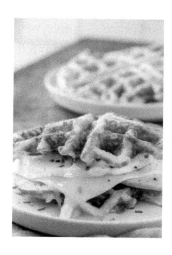

Mittwoch Chaffles

Servieren: 24

Zubereitungszeit: 10 Minuten Kochzeit: 55 Minuten

Zutaten

- **Kochspray**

- **8 Eier, geschlagen**

- **7 Tassen Wasser**

- **1 Tasse Rapsöl**

- **1 Tasse ungesüßte Apfelsauce**

- **4 Teelöffel Vanilleextrakt**

- **4 Tassen Vollkorngebäck Mehl**

- **2 Tassen trockenes Milchpulver**

- **1/2 Tasse Mozzarella-Käse, geschreddert**

- **2 Tassen Leinsamen-Mahlzeit**

- **1 Tasse Weizenkeim**

- **1 Tasse Allzweckmehl**

- **1/4 Tasse Backpulver**

- 4 Teelöffel Backpulver

- 1/4 Tasse weißer Zucker

- 1 Esslöffel gemahlener Zimt

- 1 Teelöffel Salz

Richtung

1. Sprühen Sie ein Waffeleisen mit Kochspray und vorheizen Sie nach Herstelleranleitung.

2. Eier, Wasser, Rapsöl, Apfelsauce und Vanilleextrakt in einer großen Schüssel gründlich kombinieren. Mozzarella-Käse hinzufügen und gut rühren.

3. Vollkorngebäckmehl, trockenes Milchpulver, Leinsamenmehl, Weizenkeime, Allzweckmehl, 1/4 Tasse plus 4 Teelöffel Backpulver, Zucker, Zimt und Salz in einer separaten großen Schüssel verrühren, bis sie gründlich kombiniert sind. Mischen Sie trockene Zutaten in nasse Zutaten 1 Tasse auf eine Zeit, um einen glatten Teig zu machen.

4. Pfanne 1/2 Tasse Teig, oder Menge vom Hersteller empfohlen, in vorgeheiztes Waffeleisen; Deckel schließen und Waffeln kochen, bis sie knusprig und gebräunt sind, 3 bis 5 Minuten. Wiederholen Sie dies mit dem

verbleibenden Teig.

Ernährung:

Kalorien: 313 Kalorien Gesamtfett: 15,9
g Cholesterin: 64 mg Natrium: 506 mg Gesamtkohlenhydrate:
33,4 g Protein: 11,8 g

Keto Belgische Zucker-Sakles

Zubereitungszeit: 10 Minuten Kochzeit: 24 Minuten Portionen: 4

Zutaten:

- 1 Ei, geschlagen

- 2 EL swerve brauner Zucker

- 1/2 EL Butter, geschmolzen

1   TL Vanilleextrakt

    1 Tasse fein geriebener Parmesankäse

Anfahrt:

1. Das Waffeleisen vorheizen.

2. Mischen Sie alle Zutaten in einem
   mittlere Schale.

3. Öffnen Sie das Eisen und gießen Sie ein
   Viertel der Mischung. Schließen und
   kochen, bis knusprig, 6 Minuten.

4. Die Waffel auf einen Teller nehmen und 3 weitere
   mit den restlichen Zutaten machen.

5. Schneiden Sie jede Waffel in Keile,
   Platte, ermöglichen Kühlung und
   servieren.

Ernährung: Kalorien 136 Fette 9,45g Kohlenhydrate 3,69g
Net Carbs 3.69g Protein 8.5g

Ganze Weizen
Pecan Chaffles

Servieren: 8

Zubereitungszeit: 10 Minuten Kochzeit: 20 Minuten

Zutaten

2 Tassen Vollkorngebäckmehl

- 2 Esslöffel Zucker

- 3 Teelöffel Backpulver

- 1/2 Teelöffel Salz

- 1/2 Tasse Mozzarella-Käse, geschreddert
  - 2 große Eier, getrennt

- 1-3/4 Tassen fettfreie Milch

- 1/4 Tasse Rapsöl

- 1/2 Tasse gehackte Pekannüsse

Richtung

1. **Waffelmacher vorheizen. Die ersten vier
   Zutaten zusammenrühren.** In einer
   anderen Schüssel Eigelb, Milch und Öl
   zusammenrühren; Mehlmischung unter
   Rühren unter Rühren unter rühren, bis sie
   befeuchtet sind. In einer sauberen
   Schüssel, schlagen Eiweiß auf mittlere
   Geschwindigkeit bis steif, aber nicht
   trocken. Mozzarella-Käse hinzufügen und
   gut rühren.

2. **Falten Sie in Teig. Waffeln nach
   Denkanstoß des Herstellers bis goldbraun
   backen, Teig nach dem Gießen mit
   Pekannüssen bestreuen. Freeze-Option:
   Kühle Waffeln** auf **Drahtgestellen.
   Zwischen Schichten gewachsten Papiers
   in einem wiederverschließbaren
   Kunststoff-Gefrierbeutel einfrieren. Die
   Waffeln im Toaster oder Toasterofen im
   mittleren** Rahmen **aufwärmen.**

Ernährung: Kalorien: 241 Kalorien Gesamtfett: 14g Cholesterin: 48mg Natrium: 338mg Gesamtkohlenhydrate: 24g
Protein: 7g Ballaststoffe: 3g

Chaffle Cannoli

Zubereitungszeit: 15 Minuten Kochzeit: 28 Minuten Portionen: 4

Zutaten:

Für die Spreuen:

- 1 großes Ei

- 1 Eigelb

- 3 EL Butter, geschmolzen

- 1 TBso swerve Konditor

- 1 Tasse fein geriebener Parmesankäse

- 2 EL fein gerieben
  Mozzarella-Käse

Für die Cannoli-Füllung:

- 1/2 Tasse Ricotta-Käse

- 2 EL swerve Konditorzucker

- 1 TL Vanilleextrakt

- 2 EL ungesüßte Schokoladenchips zum Garnieren

Anfahrt:

2. Das Waffeleisen vorheizen.

3. In der Zwischenzeit in einer mittleren Schüssel, mischen Sie alle Zutaten für die Waffeln.

4. Öffnen Sie das Eisen, gießen Sie in ein Viertel der Mischung, decken, und kochen, bis knusprig, 7 Minuten.

5. Entfernen Sie die Waffel auf eine Platte und machen Sie 3 weitere mit dem restlichen Teig.

6. In der Zwischenzeit für die Cannoli-Füllung:

7. Den Ricotta-Käse und den Zucker des Konditors glatt schlagen. In der Vanille mischen.

8. Auf jeder Spreuetwasvon der Füllung verteilen und umwickeln.

9. Garnieren Sie die cremigen Enden mit einigen Schokoladenchips.

10. Sofort servieren.

Ernährung: Kalorien 308 Fette 25,05g Kohlenhydrate 5,17g Net Carbs 5.17g Protein 15.18g

Geflügel Rezepte

Gebackenes Huhn Fajitas Zubereitungszeit: 10 Minuten

Kochzeit: 18 Minuten

Servieren: 6

Zutaten:

- 1 1/2 lbs Huhn Tender
- 2 EL fajita Würze
- 2 EL Olivenöl
- 1 Zwiebel, in Scheiben geschnitten
- 2 Paprika, in Scheiben geschnitten
- 1 Limettensaft
- 1 TL koscheres Salz

Wegbeschreibungen:

1. Den Ofen auf 400 F vorheizen.
2. Alle Zutaten in eine große Rührschüssel geben und gut werfen.
3. Schüsselmischung auf ein Backblech geben und im vorgeheizten Ofen 15-18 Minuten backen.
4. Servieren und genießen.

Nährwert (Betrag pro Portion):

Kalorien 286

Fett 13 g

Kohlenhydrate 6,8 g

Zucker 2,8 g

Protein 33 g

Cholesterin 101 mg

Gebackene Chicken Wings

Zubereitungszeit: 10 Minuten Kochzeit: 50 Minuten

Servieren: 4

Zutaten:

- 2 lbs Hühnerflügel
- 1 EL Zitronenpfefferwürze
- 2 EL Butter, geschmolzen
- 4 EL Olivenöl

Wegbeschreibungen:

1. Den Ofen auf 400 F vorheizen.
2. Hähnchenflügel mit Olivenöl zu tossen.
3. Hähnchenflügel auf einem Backblech anrichten und 50 Minuten backen.
4. In einer kleinen Schüssel Zitronenpfeffergewürz und Butter vermischen.
5. Flügel aus dem Ofen nehmen und mit Butter und Würzmischung bürsten.
6. Servieren und genießen.

Nährwert (Betrag pro Portion):

Kalorien 606

Fett 36 g

Kohlenhydrate 1 g

Zucker 0 g

Protein 65 g

Cholesterin 217 mg

SCHWEINE-, RIND- & LAMMREZEPTE

Keto Taco Casserole

Serviert: 8

Vorbereitungszeit:

55 min Zutaten

- 2 Pfund Hackfleisch

- 1 Esslöffel natives Olivenöl extra

- Taco Gewürzmischung, koscheres Salz und schwarzer Pfeffer

- 2 Tassen mexikanischen Käse, geschreddert

- 6 große Eier, leicht geschlagene Anfahrt

1. Den Ofen auf 3600F vorheizen und eine 2-Quart-Backform einfetten.
2. Öl bei mittlerer Hitze in einer großen Pfanne erhitzen und Hackfleisch hinzufügen.
3. Mit Taco-Gewürzmischung, koscherem Salz und schwarzem Pfeffer würzen.
4. Kochen Sie für ca. 5 Minuten auf jeder Seite und aufteilen, um leicht abkühlen lassen.
5. Eier in der Rindfleischmischung verrühren und auf die Backform übertragen.
6. Top mit mexikanischem Käse und backen für ca.

25 Minuten bis zum Set.
7. Aus dem Ofen nehmen und warm servieren.

Nährwert pro Portion Kalorien

382

Gesamtfett 21.6g 28% ge-

sättigtes Fett 9.1g 45%

Cholesterin 266mg 89%

Natrium 363mg 16%

Kohlenhydrate insgesamt

1.7g 1% Ballaststoffe 0g 0%

Zucker insgesamt

0.4g Protein

45.3g

Zimt Olive Pork Chops

Zubereitungszeit: 10 Minuten Kochzeit: 30 Minuten
Servieren: 6

Zutaten:

- 6 Schweinekoteletts, ohne Knochen und in dicke Scheiben geschnitten
- 1/2 Tasse Oliven, entsteint und in Scheiben geschnitten
- oz ragu
- 1 EL Olivenöl
- 1/4 Tasse Rinderbrühe
- 3 Knoblauchzehen, gehackt
- 1/8 TL gemahlener Zimt
- 1 große Zwiebel, in Scheiben geschnitten

Wegbeschreibungen:

1. Öl in einer Pfanne bei mittlerer Hitze erhitzen.
2. Schweinekoteletts in eine Pfanne geben und bis leicht braun kochen und beiseite stellen.
3. Knoblauch und Zwiebeln kochen und kochen, bis die Zwiebel erweicht ist.
4. Brühe hinzufügen und zum Kochen bringen.
5. Schweinekoteletts in die Pfanne geben und in Ragu und den restlichen Zutaten unterrühren.

6. Abdeckung und köcheln für 20 Minuten.

7. Servieren und genießen.

Nährwert (Betrag pro Portion):

Kalorien 320

Fett 22 g

Kohlenhydrate 6 g

Zucker 1 g

Protein 20 g

Cholesterin 70 mg

FISCH & FISCH REZEPTE

Garnelen Magie

Serviert: 3

Vorbereitungszeit:

25 Min. Zutaten

- 2 Esslöffel Butter

- 1/2 Teelöffel geräucherter Paprika

- 1 Pfund Garnelen, geschält und deveined

- Zitronengrasstiele

- 1 rote Chili-Pfeffer, gesät und gehackt

Richtungen

1. Den Ofen auf 3900F vorheizen und eine Backform einfetten.
2. Alle Zutaten in einer Schüssel außer Zitronengras vermischen und ca. 3 Stunden marinieren.
3. Die Garnelen auf Zitronengrasstiele einfädeln und in die Backform legen.
4. Etwa 15 Minuten backen und sofort servieren.

Ernährungsmenge pro Portion

Kalorien 251

Gesamtfett 10.3g 13%

Gesättigte Fettsäuren 5.7g 28%

Cholesterin 339mg 113%

Natrium 424mg 18%

Gesamt kohlenhydratreiche 3g

1% Ballaststoffe 0.2g 1%

Zucker insgesamt

0,1g Protein 34,6

g

Süßer und saurer Kabeljau

Serviert: 3

Vorbereitungszeit:

35 min Zutaten

- 1/4 Tasse Butter

- 2 Tropfen flüssige Stevia

- 1 Pfund Kabeljau, gebrockt

- Salz und schwarzer Pfeffer, nach Geschmack

- 1 Essig Anfahrt

    1. Butter in einer großen Pfanne erhitzen und Kabeljaustücke hinzufügen.

    2. Ca. 3 Minuten anbraten und in flüssigem Stevia, Essig, Salz und schwarzem Pfeffer unterrühren.

    3. Kochen Sie für etwa 20 Minuten bei mittlerer niedriger Hitze, unter ständigem Rühren.

    4. In einer Servierschüssel austochen und heiß servieren.

Ernährungsmenge pro Portion

Kalorien 296

Gesamtfett 16.7g 21%

gesättigte Fettsäuren

10g 50%

Cholesterin 124mg 41%

Natrium 227mg 10%

Kohlenhydrate insgesamt 0.1g 0%

Ballaststoffe 0g 0% Gesamtzucker 0g

Protein 34,7g

Thunfischsalat

Zubereitungszeit: 5 Minuten Kochzeit: 5 Minuten
Servieren: 2

Zutaten:

- 5 oz Dose Thunfisch, entwässert
- 1 TL Dijon Senf
- 2 EL Dillgurken, gehackt
- 1 EL frischer Schnittlauch, gehackt
- 2 EL Mayonnaise
- Pfeffer
- Salz

Wegbeschreibungen:

1. Alle Zutaten in die große Schüssel geben und gut vermischen.

2. Servieren und genießen.

Nährwert (Betrag pro Portion):

Kalorien 143

Fett 5,6 g

Kohlenhydrate 4 g

Zucker 1 g

Protein 18 g

Cholesterin 25 mg

45

FLEISCHLOSE MAHLZEITE

Köstliches Kürbis

Risotto

Zubereitungszeit: 10 Minuten Kochzeit: 5 Minuten

Servieren: 1

Zutaten:

- 1/4 Tasse Kürbis, gerieben
- 1 EL Butter
- 1/2 Tasse Wasser
- 1 Tasse Blumenkohl, gerieben
- 2 Knoblauchzehen, gehackt
- 1/8 TL Zimt
- Pfeffer
- Salz

Wegbeschreibungen:

1. Butter in einer Pfanne bei mittlerer Hitze schmelzen.
2. Knoblauch, Blumenkohl, Zimt und Kürbis in die Pfanne geben und mit Pfeffer und Salz abschmecken.
3. Kochen, bis leicht erweicht. Wasser hinzufügen und kochen, bis fertig.

4. Servieren und genießen.

Nährwert (Betrag pro Portion):

Kalorien 155

Fett 11 g

Kohlenhydrate 11 g

Zucker 4,5 g

Protein 3,2 g

Cholesterin 30 mg

SOUPS, STEWS & SALADS

Cremige

Blumenkohlsupp

e

Zubereitungszeit: 10 Minuten Kochzeit: 25 Minuten

Servieren: 4

Zutaten:

- 1/2 Kopf Blumenkohl, gehackt
- 1/2 TL Knoblauchpulver
- 1/4 Tasse Zwiebel, gewürfelt
- 1/4 EL Olivenöl
- 2 Knoblauchzehen, gehackt
- 15 oz Gemüsebrühe
- 1/4 TL Pfeffer
- 1/2 TL Salz

Wegbeschreibungen:

1. Olivenöl in einem Topf bei mittlerer Hitze erhitzen.
2. Zwiebel und Knoblauch zugeben und 4 Minuten sautieren.
3. Blumenkohl und Vorrat hinzufügen und gut rühren. Zum Kochen bringen.

4. Pfanne mit Deckel abdecken und 15 Minuten köcheln lassen.

5. Mit Knoblauchpulver, Pfeffer und Salz abschmecken.

6. Die Suppe mit Mixer pürieren, bis sie glatt ist.

7. Servieren und genießen.

Nährwert (Betrag pro Portion):

Kalorien 41

Fett 2 g

Kohlenhydrate 4 g

Zucker 2 g

Protein 3 g

Cholesterin 0 mg

BRUNCH & DINNER

Protein Muffins

Zubereitungszeit: 10 Minuten Kochzeit: 15

Minuten

Servieren: 12

Zutaten:

- 8 Eier

- 2 Scoop Vanille Proteinpulver

- 8 un Frischkäse

- 4 EL Butter, geschmolzen

Wegbeschreibungen:

1. In einer großen Schüssel Frischkäse und geschmolzene Butter kombinieren.

2. Fügen Sie Eier und Proteinpulver und Schneebesen, bis gut kombiniert.

3. Teig in die gefettete Muffinpfanne gießen.

4. Bei 350 F 25 Minuten backen.

5. Servieren und genießen.

Nährwert (Betrag pro Portion):

Kalorien 149

Fett 12 g

Kohlenhydrate 2 g

Zucker 0,4 g

Protein 8 g

Cholesterin 115 mg

DESSERTS & DRINKS

Mokka-Eis

Zubereitungszeit: 10 Minuten Kochzeit: 10 Minuten

Servieren: 2

Zutaten:

- 1/4 TL Xanthan-Kaugummi
- 1 EL Instantkaffee
- 2 EL ungesüßtes Kakaopulver
- 15 Tropfen flüssiges Stevia
- 2 EL Erythritol
- 1/4 Tasse schwere Sahne
- 1 Tasse ungesüßte Kokosmilch

Wegbeschreibungen:

1. Fügen Sie alle Zutaten außer Xanthan-Kaugummi in den Mixer und mischen, bis glatt.
2. Xanthan-Kaugummi hinzufügen und mischen, bis die Mischung leicht verdickt ist.
3. Gießen Sie Mischung in die Eismaschine und rühren nach Maschinenanweisungen.
4. Servieren Sie gekühlt und genießen.

Nährwert (Betrag pro Portion):

Kalorien 88

Fett 8 g

Kohlenhydrate 14 g

Zucker 0,1 g

Protein 1,4 g

Cholesterin 21 mg

FRÜHSTÜCK REZEPTE

Frühstück Speck

Muffins

Serviert: 6

Vorbereitungszeit: 30 Min.

Zutaten

- 1 Tasse Speck-Bits

- 3 Tassen Mandelmehl, Bio

- 1/2 Tasse Ghee, geschmolzen

- 1 Teelöffel Backpulver

- 4 Eier

Wegbeschreibungen

1. Den Ofen auf 3500F vorheizen und Muffindosen mit Muffin-Linern aussen.

2. Ghee in einer Schüssel schmelzen und das Mandelmehl und Backpulver unterrühren.

3. Gut mischen und die Speckstücke und Eier hinzufügen.

4. Die Mischung in die Muffindosen aufteilen und in den Ofen geben.

5. Etwa 20 Minuten backen und aus dem Ofen nehmen, um es

zu servieren.

Ernährungsmenge pro Portion

Kalorien 485

Gesamtfett 49.8g 64% gesättigte Fettsäuren 37.3g 186%

Cholesterin 156mg 52%

Natrium 343mg 15%

Kohlenhydrate insgesamt 6.9g 3% Ballaststoffe 2.6g 9%

Zucker insgesamt 4.2g Protein 7.7g

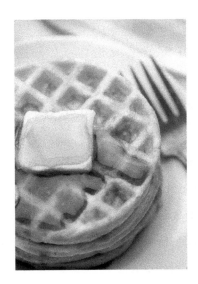

APPETIZERS & DESSERTS

Cheesy Radish

Serviert: 5

Vorbereitungszeit: 1 Stunde

Zutaten

- 16 Unzen. Monterey Jack Käse, geschreddert
- 2 Tassen Rettich
- 1/2 Tasse schwere Sahne
- 1 Teelöffel Zitronensaft
- Salz und weißer Pfeffer, nach Geschmack

Wegbeschreibungen

1. Den Ofen auf 3000F vorheizen und ein Backblech leicht einfetten.
2. Schwere Sahne in einem kleinen Topf erhitzen und mit Salz und weißem Pfeffer abschmecken.
3. Monterey Jack Käse und Zitronensaft unterrühren.
4. Den Rettich auf das Backblech legen und mit der Käsemischung übereine.
5. Etwa 45 Minuten backen und aus dem Ofen nehmen, um heiß zu servieren.

Ernährungsmenge pro Portion

Kalorien 387

Gesamtfett 32g 41% gesättigte Fettsäuren 20.1g 100%

Cholesterin 97mg 32%

Natrium 509mg 22%

Kohlenhydrate insgesamt 2.6g 1% Ballaststoffe 0.7g 3%

Zucker insgesamt 1.3g

Protein 22.8g

Keto Burger Fat Bombs

Serviert: 10

Vorbereitungszeit: 30 Min.

Zutaten

- 1/2 Teelöffel Knoblauchpulver
- 1 Pfund Hackfleisch
- Koscheres Salz und schwarzer Pfeffer, nach Geschmack
- 1/4 (8 oz.) Block Cheddar-Käse, in 20 Stücke geschnitten
- 2 Esslöffel kalte Butter, in 20 Stücke geschnitten

Wegbeschreibungen

1. Den Ofen auf 3750F vorheizen und Mini-Muffindosen mit Kochspray einfetten.
2. Das Rindfleisch mit Knoblauchpulver, koscherem Salz und schwarzem Pfeffer in einer mittelgroßen Schüssel würzen.
3. Drücken Sie etwa 1 Esslöffel Rindfleisch in jede Muffindose, die den Boden vollständig bedeckt.
4. Mit einem kleinen Stück Butter schichten und 1 weiteren Esslöffel Rindfleisch hinzufügen.
5. Top mit einem Stück Käse in jeder Tasse und drücken Sie

das restliche Rindfleisch.

6. In den Ofen geben und ca. 20 Minuten backen.

7. Leicht abkühlen lassen und heiß servieren.

Ernährungsmenge pro Portion

Kalorien 128 Gesamtfett 7g 9%

Gesättigte Fettsäuren 3.7g 19% Cholesterin 53mg 18%

Natrium 81mg 4%

Kohlenhydrate insgesamt 0.2g 0% Ballaststoffe 0g 0%

Zucker insgesamt 0,1 g Protein 15,2 g

FISCHREZEPTE

Ketogene

Butterfische

Serviert: 3

Vorbereitungszeit: 40 Min.

Zutaten

- 2 Esslöffel Ingwer Knoblauchpaste

- 3 grüne Chilischoten, gehackt

- 1 Pfund Lachsfilets

- Salz und schwarzer Pfeffer, nach Geschmack

- 3/4 Tasse Butter

Wegbeschreibungen

1. Die Lachsfilets mit Ingwer-Knoblauchpaste, Salz und schwarzem Pfeffer würzen.

2. Die Lachsfilets in den Topf geben und mit grünen Chilischoten und Butter bedecken.

3. Den Deckel abdecken und bei mittlerer Hitze ca. 30 Minuten kochen.

4. In einer Platte auslegen, um heiß zu servieren.

Ernährungsmenge pro Portion

Kalorien 676

Gesamtfett 61.2g 78% gesättigte Fettsäuren 30.5g 152%

Cholesterin 189mg 63%

Natrium 394mg 17%

Kohlenhydrate insgesamt 3.2g 1% Ballaststoffe 0.2g 1%

Zucker insgesamt 0,2g Protein 30,4g

Zitronencreme Bok Choy

Serviert: 4

Vorbereitungszeit: 45 Min.

Zutaten

- 28 Unzen bok choy
- 1 große Zitrone, Saft und Schale
- 3/4 Tasse schwere Schlagsahne
- 1 Tasse Parmesankäse, frisch gerieben
- 1 Teelöffel schwarzer Pfeffer

Wegbeschreibungen

1. Den Ofen auf 3500F vorheizen und eine Backform leicht einfetten.

2. Gießen Sie die Sahne gleichmäßig über den Bok Choy und nieseln mit dem Zitronensaft.

3. Gut mischen und auf das Back-Natrium 301mg 13% *Vegan und Vegetarisches* Gericht übertragen.

4. Top mit Parmesankäse, Zitronenschale und schwarzem Pfeffer und in den Ofen geben.

5. Etwa 30 Minuten backen, bis sie leicht gebräunt sind und aus dem Ofen nehmen, um heiß zu servieren.

Ernährungsmenge pro Portion

Kalorien 199

Gesamtfett 14.8g 19% gesättigte Fettsäuren 9.3g 46%

Cholesterin 51mg 17%

Natrium 398mg 17%

Kohlenhydrate insgesamt 7.7g 3% Ballaststoffe 2.5g 9%

Zucker insgesamt 2,7 g Protein 12,7g

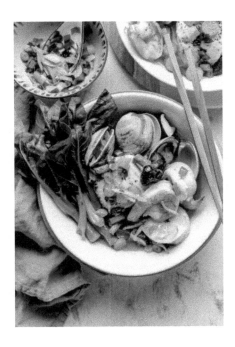

HÜHNER- UND GEFLÜGELREZE PTE

Low Carb Chicken Nuggets

Serviert: 6

Vorbereitungszeit: 25 Min.

Zutaten

- 1/4 Tasse Mayonnaise
- 2 mittlere Hähnchenbrust
- 1 Tasse blanchiertes Mandelmehl
- 2 Esslöffel Olivenöl
- Meersalz und schwarzer Pfeffer, nach Geschmack

Wegbeschreibungen

1. Das Huhn ca. 10 Minuten in das Salzwasser geben.
2. Abtropfen lassen und das Huhn in nuggetgroße Stücke schneiden.
3. Mayonnaise in eine Schüssel geben und Mandelmehl, Meersalz und schwarzen Pfeffer in eine andere Schüssel mischen.
4. Jedes Hühnernugget mit Mayonnaise beschichten und in

der Mandelmehlmischung ausbaggern.

5. Öl bei mittlerer Hitze in einer Pfanne erhitzen und Hühnernuggets in einer einzigen Schicht hinzufügen.

6. Kochen Sie für ca. 3 Minuten pro Seite, bis golden und austeilen zu servieren.

Ernährungsmenge pro Portion

Kalorien 283

Gesamtfett 20.4g 26% gesättigtes Fett 2.8g 14%

Cholesterin 46mg 15%

Natrium 118mg 5%

Gesamt kohlenhydratreiche 6.3g 2% Ballaststoffe 2g 7%

Zucker insgesamt 0.6g Protein 18.2g

FRÜHSTÜCK REZEPTE

Cheesy Ham Souffle

Serviert: 4   Vorbereitungszeit:

30 Min. Zutaten

- 1 Tasse Cheddar-Käse, geschreddert

- 1/2 Tasse schwere Sahne

- 6 große Eier

- 6 Unzen Schinken, gewürfelt

- Salz und schwarzer Pfeffer,

nach Geschmack Anfahrt

1. Den Ofen auf 3500F vorheizen und 4 Ramekins vorsichtig einfetten.
2. Eier in einer mittelgroßen Schüssel zusammenrühren und alle anderen Zutaten hinzufügen.
3. Gut mischen und die Mischung in die Ramekins gießen.
4. In die Ramekins geben und ca. 18 Minuten backen.
5. Aus dem Ofen nehmen und leicht abkühlen lassen und servieren.

Ernährungsmenge pro Portion

Kalorien 342 Gesamtfett 26g 33%

Gesättigte Fettsäuren 13g

65% Cholesterin 353mg

118%

Natrium 841mg 37%

Gesamt kohlenhydratreiche

3g 1% Ballaststoffe 0.6g

2% Gesamtzucker 0.8g

Protein 23.8g

Keto Frühstück
Wrap

Serviert: 1

Vorbereitungszeit: 20 Min. Zutaten

- 1 Bio Nori-Blatt

- 11/2 Avocado, in Scheiben geschnitten

- 3 Weideeier

Zucker insgesamt 0g

- 1/4 Teelöffel Salz

- 1/2 Esslöffel Butter

Anfahrt

1. Eier und Salz in einer Schüssel verrühren, bis sie kombiniert sind.
2. Butter bei mittlerer Hitze in einer Pfanne erhitzen und in Beseneiern unterrühren.
3. Kochen Sie für ca. 3 Minuten auf beiden Seiten und gerichten Sie aus.
4. Legen Sie das Omelett auf das Nori-Blatt und oben mit Avocado-Scheiben.
5. Die Frühstückspackung aufrollen und halbieren, um sie zu servieren.

Kohlenhydrate insgesamt 11.7g 4%

Ballaststoffe 7.7g 28%

Gesamtzucker 0.5g Pro-

Nährwert pro Portion Kalorien
tein 21g

476

Gesamtfett 38.8g 50% ge-

sättigte Fettsäuren 12.2g

61% Cholesterin 660mg

220%

Natrium 788mg 34%

Frühstück Speck Muffins

Serviert: 6

Vorbereitungszeit: 30 Min. Zutaten

- 1 Tasse Speck-Bits

- 3 Tassen Mandelmehl, Bio

- 1/2 Tasse Ghee, geschmolzen

Kohlenhydrate insgesamt 9.3g 3% Ballaststoffe 4.4g 16% Gesamt-zucker 4g

Protein 27.2g

- 1 Teelöffel Backpulver

- 4 Eier

Anfahrt

1. Den Ofen auf 3500F vorheizen und Muffindosen mit Muffin-Linern aussen.
2. Ghee in einer Schüssel schmelzen und das Mandel-mehl und Backpulver unterrühren.
3. Gut mischen und die Speckstücke und Eier hinzufügen.
4. Die Mischung in die Muffindosen aufteilen und in den Ofen geben.
5. Etwa 20 Minuten backen und aus dem Ofen nehmen, um es zu servieren.

Ernährungsmenge pro Portion

Kalorien 485

Ei Crepes mit Avocados

Serviert: 2

Vorbereitungszeit:

15 Min. Zutaten

- 4 Eier

- 3/4 Avocado, dünn geschnitten

- 2 Teelöffel Olivenöl

- 1/2 Tasse Luzerne Sprossen

- 4 Scheiben PutenBrust Wurst, geschred-

dert Richtungen

1. Olivenöl bei mittlerer Hitze in einer Pfanne erhitzen und in den Eiern knacken.
2. Die Eier mit dem Spachtel leicht verteilen und ca. 3 Minuten auf beiden Seiten kochen.
3. Den Eierkrepp und die Oberseite mit Putenbrust, Luzerne-Sprossen und Avocado austeilen.
4. Eng aufrollen und warm servieren.

Nährwert pro Portion Kalorien 372

Gesamtfett 25.9g 33% gesättigtes Fett 6g 30% Cholesterin

364mg 121%

Natrium 1000mg 43%

Avocado Chocé

Zimt Smoothie

Gesamtzeit: 5 Minuten Serviert: 1

Zutaten:

- 1/2 TL Kokosöl
- 5 Tropfen flüssiges Stevia

- 1/4 TL Vanilleextrakt
- 1 TL gemahlener Zimt
- 2 TL ungesüßtes Kakaopulver
- 1/2 Avocado
- 3/4 Tasse ungesüßte Kokosmilch

Wegbeschreibungen:

1. Fügen Sie alle Zutaten in den Mixer und mischen, bis glatt und cremig.
2. Sofort servieren und genießen.

Nährwert (Menge pro Portion): Kalorien 95; Fett 8,3 g; Kohlenhydrate 5,1 g;

Zucker 0,2 g; Protein 1,2 g; Cholesterin 0 mg;

LUNCH RECIPES

Ingwer Avocado

Kale Salat

Gesamtzeit: 15 Minuten Serviert: 4

Zutaten:

- 1 Avocado, geschält und in Scheiben geschnitten
- 1 EL Ingwer, gerieben
  - 1/2 lb Grünkohl, gehackt
  - 1/4 Tasse Petersilie, gehackt
  - 2 frische Jakobsmuscheln, gehackt

Wegbeschreibungen:

1. Alle Zutaten in die Rührschüssel geben und gut werfen.
2. Servieren und genießen.

Nährwert (Menge pro Portion): Kalorien 139; Fett 9,9 g; Kohlenhydrate 12 g;

Zucker 0,5 g; Protein 3 g; Cholesterin 0 mg;

ABENDESSEN REZEPTE

Blumenkohl

Rettich Salat

Gesamtzeit: 15 Minuten Serviert: 4

Zutaten:

- 12 Radieschen, getrimmt und gehackt
- 1 TL getrockneter Dill
- 1 TL Dijon Senf
- 1 EL Apfelessig
- 1 EL Olivenöl
- 1 Tasse Petersilie, gehackt
- 1/2 mittlerer Blumenkohlkopf, getrimmt und gehackt
- 1/2 TL schwarzer Pfeffer
- 1/4 TL Meersalz

Wegbeschreibungen:

1. In einer Rührschüssel Blumenkohl, Petersilie und Radieschen kombinieren.
2. In einer kleinen Schüssel Olivenöl, Dill, Senf, Essig, Pfeffer und Salz zusammenrühren.
3. Dressing über Salat gießen und gut werfen.
4. Sofort servieren und genießen.

Nährwert (Menge pro Portion): Kalorien 58; Fett 3,8 g;
Kohlenhydrate 5,6 g;
Zucker 2,1 g; Protein 2,1 g; Cholesterin 0 mg;

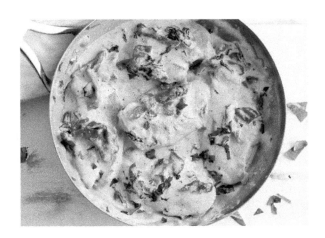

DESSERT-REZEPTE

Schokolade Fudge

Gesamtzeit: 10 Minuten Serviert: 12

Zutaten:

4 oz ungesüßte dunkle Schokolade

- 3/4 Tasse Kokosbutter
- 15 Tropfen flüssiges Stevia
- 1 TL Vanilleextrakt

Wegbeschreibungen:

1. Kokosbutter und dunkle Schokolade schmelzen.
2. Zutaten in die große Schüssel geben und gut kombinieren.
3. Gießen Sie mischung in eine Silikon-Laib-Pfanne und legen Sie in den Kühlschrank, bis eingestellt.
4. In Stücke schneiden und servieren.

Nährwert (Menge pro Portion): Kalorien 157; Fett 14,1 g; Kohlenhydrate 6.1 g; Zucker 1 g; Protein 2,3 g; Cholesterin 0 mg;

Glatte Schokolade

Mousse

Gesamtzeit: 10 Minuten Serviert: 2

Zutaten:

- 1/2 TL Zimt
- 3 EL ungesüßtes Kakaopulver
- 1 Tasse gerahmte Kokosmilch
- 10 Tropfen flüssiges Stevia

Wegbeschreibungen:

1. Kokosmilchdose für die Nacht in den Kühlschrank stellen; es sollte dick werden und die Feststoffe vom Wasser getrennt werden.
2. Dickes Teil ohne Wasser in die große Rührschüssel geben.
3. Fügen Sie die restlichen Zutaten in die Schüssel und Peitsche mit elektro-Mixer, bis glatt.
4. Servieren und genießen.

Nährwert (Menge pro Portion): Kalorien 296; Fett 29,7 g; Kohlenhydrate
11.5 g; Zucker 4,2 g; Protein 4,4 g; Cholesterin 0
mg;

FRÜHSTÜCK REZEPTE

Home Fries

Sie müssen Ihre Frühstückskartoffeln nicht mit dieser Rübenalternative aufgeben, die wie die reale Sache schmeckt.

Gesamtvorbereitungs- & Kochzeit: 20 Minuten Level: Anfänger

Macht: 4 Helpings

Protein: 3 Gramm Netto Kohlenhydrate:

4 Gramm Fett: 6 Gramm

Zucker: 0 Gramm

Kalorien: 88

Was Sie brauchen:

- 1/2 TL Paprikapulver

- 2 Tassen Rüben, geschält und gewürfelt

- 1/4 EL Zwiebelpulver

- 3 Scheiben Speck

  - 1/2 TL Knoblauchpulver

  - 3 TL Olivenöl

  - 1/2 TL Salz

  - 2 unzen Petersilie, gehackt

  - 1/2 TL Pfeffer

Schritte:

1. In einer großen Pfanne, erwärmen Sie das Olivenöl.
2. In einem Gericht, integrieren Sie die Gewürze von Paprikapulver, Zwiebelpulver und Knoblauchpulver und die Rüben, bis vollständig bedeckt.
3. Wenn das Öl heiß genug ist, erhitzen Sie die Rüben für ca. 10 Minuten unter gelegentlichem Rühren.
4. Den Speck in kleine Stücke hacken und mit den Rüben für weitere 5 Min. braten.
5. Mit Petersilie garnieren und servieren.

Variationstipp:

Sie können die Garnituren mit Gurken, Olivenöl oder Pinienkernen mischen und abgleichen.

Thunfisch Omelet

Das Frühstück wäre nicht komplett ohne ein gesundes Omelett, um Ihren Tag auf dem richtigen Fuß zu beginnen.

Gesamtvorbereitungs- & Garzeit: 15 Minuten

Level: Anfänger macht: 2 Omeletts

Protein: 28 Gramm Netto Kohlenhydrate:

4,9 Gramm Fett: 18 Gramm

Zucker: 1 Gramm

Kalorien: 260

Was Sie brauchen:

- 2 EL Kokosöl
- 1 mittelgroße grüne Paprika, entgedt und gewürfelt
- 2 1/2 Oz. Thunfischkonserven, Quellwasser und abgelassen
- 1/4 TL Salz
- 6 große Eier
- 1/8 TL Pfeffer

Schritte:

1. Das Kokosöl in einer kleinen Pfanne schmelzen und den grünen Pfeffer ca. 3 Minuten braten. Entfernen Sie aus dem Brenner.

2. Die Paprika in eine Schüssel geben und den Thunfisch bis zur Kombination zusammen kombinieren. Zur Seite gesetzt.

3. Schlagen Sie die Eier, Salz und Pfeffer in einer separaten Schale, wie das Kokosöl in einem kleinen Antihaft-Pfanne schmilzt.

4. Bewegen Sie die Pfanne um, um sicherzustellen, dass die gesamte Basis mit Öl beschichtet und sehr heiß ist.

5. Leeren Sie die geschlagenen Eier in die Pfanne und verwenden Sie einen Gummispachtel, um die

   Rand der gekochten Eier in mehreren Bereichen, damit die ungekochten Eier erhitzen.

6. Sobald es eine dünne Schicht gekochtes Ei erstellt ist, lassen Sie die Pfanne auf der Hitze für eine halbe Minute, um vollständig eingestellt.

7. Die Hälfte der Paprika und den Thunfisch auf eine Seite der Eier schaufeln. Verwenden Sie den Gummispachtel, um die gekochten Eier umzudrehen, um ein Omelett zu erstellen.

8. Drücken Sie leicht nach unten, bis das Omelett natürlich versiegelt und nach ca. 1 Minute auf eine Servierplatte bewegen.

9. Wiederholen Sie die Schritte 4 bis 8 mit dem zweiten Omelett.

Backtipp:

Wenn Sie morgens keine Tonne Zeit haben, können Sie das Omelett am Vorabend füllen und in einem Deckelbehälter kühlen.

Variationstipp:

Sie können die Oberseite des Omeletts mit zusätzlichem Salz und Pfeffer nach Geschmack oder gehacktem Schnittlauch garnieren.

SNACK-
REZEPTE

Knackige
Knoblauchgurken

Wenn Sie etwas Knuspriges wollen, gibt es nichts wie eine knusprige Gurke mit einem Punsch, um Sie durch den Nachmittag zu bekommen.

Gesamtvorbereitungs- & Kochzeit: 10 Minuten (plus Marinierungszeit: 2 Tage)

Level: Anfänger macht: 4 Helpings

Protein: 0 Gramm Netto Kohlenhydrate: 0

Gramm Fett: 0 Gramm

Kalorien: 5

Was Sie brauchen:

- 1/4 TL schwarze Pfefferkörner, ganz

- 8 Unzen Beiz Gurken

- 1/2 TL Dill

- 4 Unzen Apfelessig

- 1/4 TL Senfsamen

- 4 Unzen Wasser

- 1/2 EL Beizsalz

- 1 1/2 Knoblauchzehen, geschält

Schritte:

1. Die Gurken in dicke Keile oder Scheiben schneiden.

2. In einem großen Gericht, mischen Sie alle Zutaten und bewegen Sie sich in ein Maurerglas.

3. Kühlen Sie für 2 volle Tage vor dem Servieren, und sie werden für bis zu einem Monat zu halten.

ABENDESSEN REZEPTE

Huhn Zucchini

Fleischbällchen

Wenn Sie ein einfaches Abendessen wollen, werden diese

Fleischbällchen schnell nach einem harten

Tag bei der Arbeit.

Gesamtvorbereitungs- & Garzeit: 25 Minuten

Stufe: Anfänger

Macht: 4 Helpings

Protein: 26 Gramm Netto Kohlenhydrate:

2,4 Gramm Fett: 4 Gramm

Zucker: 1 Gramm

Kalorien: 161

Was Sie brauchen:

- 16 Unzen Hühnerbrüste, ohne Knochen
- 1/2 TL Selleriesamen
- 2 Tassen Zucchini, gehackt
- 1 großes Ei
- 2 Knoblauchzehen, geschält
- 1/2 EL Salz
- 3 TL Oregano
- 1/2 TL Pfeffer

- 2 EL Kokosöl

Schritte:

2. Stellen Sie die Temperatur des Ofens auf 180° Fahrenheit. Ein flaches Blech mit Backfutter schichten und beiseite stellen.

3. Verwenden Sie einen Lebensmittelmixer Puls alle Komponenten für ca. 3 Minuten, bis vollständig integriert.

4. Das Kokosöl in einer Antihaftpfanne auflösen.

5. Das Fleisch auslöffeln und von Hand in Ein-Zoll-Fleischbällchen rollen.

6. Auf jede Seite ca. 2 Minuten auf das heiße Öl und braun übertragen.

7. Löffel die Fleischbällchen auf das vorbereitete Blatt und erhitzen für ca. 10 Minuten.

8. Servieren Sie warm und genießen Sie!

UNGEWÖHNLICHE DDELICIOUS MEAL RECIPES

Mediterrane

Lammkoteletts

Probieren Sie das Mittelmeer mit diesem

einzigartige Mischung von Gewürzen, die wirklich Ihren Mund Wasser machen wird.

Gesamtvorbereitungs- & Garzeit: 20 Minuten

Stufe: Anfänger

Macht: 4 Helpings (2 Chops pro Portion) Protein: 29 Gramm

Netto Kohlenhydrate: 1 Gramm Fett: 8

Gramm

Zucker: 1 Gramm

Kalorien: 164

Was Sie brauchen:

- 2 TL Zitronensaft

- 1/4 TL Pfeffer

- 14 Unzen Lammlenkoteletts, getrimmt und Knochen in

- 1/2 TL natives Olivenöl extra

- 2/3 TL Salz

- 1 1/2 Knoblauchzehen, zerkleinert

- 2 TL Za'atar

Schritte:

1. Erhitzen Sie den Grill auf eine Temperatur von 350° Fahrenheit.

2. Bereiten Sie die Lammkoteletts durch Bürsten mit Knoblauch und Öl.

3. Den Zitronensaft über jede Seite streuen und mit Salz, Za'atar und Pfeffer bestäuben.

4. Grillen Sie auf jeder Seite für ca. 4 Minuten, bis Ihre gewünschte Knackigkeit.

Backtipp:

Alternativ können Sie im Ofen für ca. 5 Minuten auf jeder Seite brüten.

Wenn Za'atar Würze nicht verfügbar ist, können Sie leicht Ihre eigenen machen. Sie benötigen folgende Zutaten:

- 1/3 EL Oregano-Gewürz
- 1/8 TL Meersalz
- 1/3 EL Majoran
- 1/8 EL geröstete Sesamsamen
- 1/3 EL Thymian
- 3 EL sumac

KETO DESSERTS RECIPES

Experte: Butter Fudge Bars

Serviert: 36

Zubereitungszeit: 10 Minuten Kochzeit: 10 Minuten

Zutaten:

- 1 Tasse ungesüßte Erdnussbutter
- 1/2 Tasse Molkenproteinpulver
- 1 TL Stevia
- 1 Tasse Erythritol
- 8 un Frischkäse
- 1 TL Vanille
- 1 Tasse Butter

Wegbeschreibungen:

1. Backform mit Kochspray besprühen und mit Pergamentpapier auslegen. Beiseite.

2. Butter und Frischkäse in einem Topf bei mittlerer Hitze schmelzen.

3. Erdnussbutter hinzufügen und zum Kombinieren rühren.

4. Pfanne von der Hitze entfernen.

5. Fügen Sie die restlichen Zutaten hinzu und mischen Sie, bis gut kombiniert.

6. In die vorbereitete Pfanne gießen und gleichmäßig verteilen.

7. Im Kühlschrank für 1-2 Stunden oder bis zum Set aufstellen.

8. Schneiden und servieren.

Pro Portion: Netto Kohlenhydrate: 1.2g; Kalorien: 111; Gesamtfett: 11g; Gesättigte Fettsäuren: 5.3g

Protein: 2.3g; Kohlenhydrate: 1.6g; Faser: 0.4g; Zucker: 0.5g; Fett 88% / Protein 8% / Kohlenhydrate 4%

Kuchen

Köstliche Blueberry Pie

Serviert: 8

Zubereitungszeit: 10 Minuten Kochzeit: 25

Minuten *Für Kruste:*

- 4 Eier
- 1 EL Wasser
- 1/4 TL Backpulver
- 1 1/2 Tassen Kokosmehl
- 1 Tasse Butter, geschmolzen
- Prise Salz
- Zum Befüllen:
- 8 un Frischkäse
- 2 EL schwenken
- 1 1/2 Tasse frische Heidelbeeren

Wegbeschreibungen:

1. 9-Zoll-Kuchenpfanne mit Kochspray besprühen und beiseite stellen.

2. In einer großen Schüssel alle Krustenzutaten vermischen, bis Teig gebildet wird.

3. Teig in zwei Pergamentpapierbogen teilen und i zwischen zwei Pergamentpapierblättern ausrollen und

86

beiseite stellen.

4. Den Ofen auf 350 F/ 180 C vorheizen.

5. Ein Krustenblech in eine gefettete Tortenpfanne geben.

6. Frischkäse auf Kruste verteilen.

7. Heidelbeeren und Süßungsmittel vermischen. Heidelbeeren auf die Frischkäseschicht verteilen.

8. Mit anderen halbgerollten Krusten bedecken und 25 Minuten backen.

9. Vollständig abkühlen lassen, dann in Scheiben schneiden und servieren.

Pro Portion: Netto Kohlenhydrate: 5.4g; Kalorien: 362
Gesamtfett: 35.6g; Gesättigte Fettsäuren: 21.9g

Protein: 5,7 g; Kohlenhydrate: 7g; Faser: 1.6g; Zucker: 3.1g; Fett 88% / Protein 6% / Kohlenhydrate 6%

Dunkle Schokolade Süßigkeiten

Serviert: 16

Zubereitungszeit: 5 Minuten Kochzeit: 5 Minuten

Zutaten:

- 4 oz ungesüßte dunkle Schokolade
- 1/2 TL Vanille
- 1/2 Tasse Kokosöl
- 3 EL Butter
- 1/2 Tasse Walnussbutter

Wegbeschreibungen:

1. Kokosöl, Butter und dunkle Schokolade in einem Topf bei mittlerer Hitze bis glatt schmelzen.
2. Von der Hitze nehmen und Walnussbutter und Vanille unterrühren.
3. Gießen Sie Mischung in die Silikon-Süßigkeiten Form und kühlen, bis eingestellt.
4. Servieren und genießen.

Pro Portion: Netto Kohlenhydrate: 1.4g; Kalorien: 177; Gesamtfett: 17.5g; Gesättigte Fettsäuren: 10.1g

Protein: 2.2g; Kohlenhydrate: 2.9g; Faser: 1.5g; Zucker: 0.3g; Fett 89%

/ Protein 6% / Kohlenhydrate 5%

COOKIES: ANFÄNGER

dazwischenliegend:

CocoNut Mandel

Cookies

Serviert: 40

Zubereitungszeit: 5 Minuten Kochzeit: 10 Minuten

Zutaten:

- 3 Tassen ungesüßte geschredderte Kokosnuss

- 3/4 Tasse Erythritol

- 1 Tasse Mandelmehl

- 1/4 Tasse Kann Kokosmilch

Wegbeschreibungen:

1. Ein Backblech mit Kochspray besprühen und beiseite stellen.

2. Alle Zutaten in eine große Schüssel geben und vermischen, bis sie kombiniert sind.

3. Kleine Kugeln aus mischungen und auf ein vorbereitetes Backblech legen und leicht in eine Keksform pressen.

4. In Kühlschrank bis fest.

5. Servieren und genießen.

Pro Portion: Netto Kohlenhydrate: 0.9g; Kalorien: 71 Gesamtfett: 6.3g; Gesättigte Fettsäuren: 4.4g

Protein: 1.2g; Kohlenhydrate: 2.4g; Faser: 1.5g; Zucker: 0.7g; Fett 85% / Protein 9% / Kohlenhydrate 6%

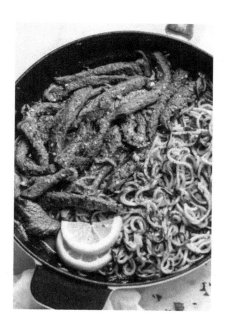

GEFRORENES DESSERT: ANFÄNGER

Schokoladenmous

se

Serviert: 8

Zubereitungszeit: 10 Minuten Kochzeit: 10 Minuten

Zutaten:

- 1/4 Tasse schwere Schlagsahne

- 2 EL schwenken

- 1/2 TL Vanille

- 1/2 Avocado entsteint

- 1/4 Tasse ungesüßtes Kakaopulver

- 8 oz Frischkäse, weich

Wegbeschreibungen:

1. In einer Schüssel, zusammen Frischkäse zusammen schlagen, bis glatt und cremig.

2. Langsam Kakaopulver hinzufügen und gut vermischen.

3. Fügen Sie Avocado und schlagen, bis glatt, ca. 5 Minuten.

4. Süßstoff und Vanille hinzufügen und 1-2 Minuten

glatt schlagen.

5. Schlagsahne hinzufügen, nachdem sie in Schokoladenmischung in weiche Form geschlagen und sanft gefaltet wurde.

6. Schlagsahne und Schokoladenmischung in Rohrsack und Pfeife in Servierbechern hinzufügen.

7. Servieren und genießen.

Pro Portion: Netto Kohlenhydrate: 2.2g; Kalorien: 146 Gesamtfett: 14.1g; Gesättigte Fettsäuren: 7.8g

Protein: 3g; Kohlenhydrate: 3.9g; Faser: 1.7g; Zucker: 0.2g; Fett 86% / Protein 8% / Kohlenhydrate 6%

Choco-Chip Blondies

Zubereitungszeit: 1 Stunde Portionen:12

Nährwerte:

Fett: 14 g.

Protein: 5 g.

Kohlenhydrate: 7 g.

Zutaten:

- 1 Tasse Mandelmehl
- 3/4 Tasse Erythritol
- 3/4 Tasse Mandelbutter
- 1 EL Vanilleextrakt

  - 1/2 Tasse Zuckerfreie Schokoladenchips

Wegbeschreibungen:

1. Mandelbutter, Kokosmehl, Erythritol und Vanilleextrakt in einer Schüssel vermischen, bis sie gut kombiniert sind.
2. Falten Sie in den Schokoladenchips.
3. Drücken Sie die Mischung in eine rechteckige Siliziumform und einfrieren Für eine Stunde zu setzen.
4. Scheibe zum Servieren.

Gebratener Spargel

mit Rührei

Komplett: 30 min

Vorbereitung: 10 min

Koch: 20 min

Ertrag: 2 Portionen

Nährwerte:

Kalorien: 34, Gesamtfett: 5,1 g, gesättigte Fettsäuren:

0,3 g, Kohlenhydrate: 1,5 g, Zucker: 0,3 g, Protein: 1,3 g

Zutaten

- 3/4 Pfund neuer Spargel
- Großes Olivenöl
- Legitimes Salz und natürlich gemahlener dunkler Pfeffer
- 1/8 Tasse neu gemahlenparmesan
- 6 extra-riesige Eier
- 3 Esslöffel Sahne
- 1 Esslöffel ungesalzener Aufstrich, isoliert
- 2 bis 4 Schnitte 7-Kornbrot

Richtung

1. Den Ofen auf 400 Grad vorheizen.
2. Trennen Sie die extremen Teile der Schnäppchen und, auf die Off-Chance, dass sie dick sind, streifen sie. Den

Spargel auf einem Zubereitenzulageblech, Dusche mit Olivenöl, an diesem Punkt schleudern, um den Spargel vollständig zu beschichten. Den Spargel in einer einsamen Schicht verteilen und großzügig mit Salz und Pfeffer bestreuen. Den Spargel 15 bis 20 Minuten brüten, bis zart und zugleich frisch. Mit dem Parmesan bestreuen und für 5 Minuten zum Masthähnchen zurückkehren, oder bis der Cheddar verflüssigt.

3. Während der Spargel kocht, die Eier in einer Schüssel mit der Cremer, und Salz und Pfeffer, nach Geschmack. Lösen Sie 1/2 Esslöffel Margarine in einer riesigen Pfanne. Kochen Sie die Eier auf die minimalste Wärme, Mischung kontinuierlich

mit einem Holzlöffel, zur idealen Getanheit. Von der Wärme austreiben, den Rest des 1/2 Esslöffels Aufstrich einschließen und mischen, bis er sich verflüssigt.

Auf Aroma, Salz und Pfeffer achten, falls erforderlich, und mit dem gebratenen Spargel und 7-Korn-Brot präsentieren.

LUNCH RECIPES

Kürbiskuchen

Zubereitungszeit: 8 Stunden Portionen:8

Nährwerte:

Fett: 29 g.

Protein: 7 g.

Kohlenhydrate: 9 g.

Zutaten:

Für die Kruste

- 1 Tasse Walnüsse, gehackt

- 1 Tasse Mandelmehl

- 1/4 Tasse Erythritol

- 1/3 Tasse geschmolzene Butter

Für die Füllung

- 1 14-oz Dose Kürbispüree

- 1/2 Tasse Erythritol

- 1 Tasse Schwere Sahne

- 6 Eigelb

- 1 EL Gelatine

- 1 TL Vanilleextrakt

- 1 TL Zimtpulver

- 1/4 TL Ground Ingwer

- 1/4 TL gemahlene Muskatnuss
- 1/4 TL Gemahlene Cloves

Wegbeschreibungen:

- Gut mischen. Verpacken Sie die Mischung in eine 9-Zoll-Springform.
- Kombinieren Sie alle Zutaten für die Füllung in einem Topf. Bei mittlerer Hitze rühren, bis die Mischung zu verdicken beginnt.
- Füllung in die Kruste gießen und über Nacht kühlen.

Keto Cheeseburger Muffin

Kochzeit: 23 min Ertrag: 9 Muffins

Nährwert: 96 Kalorien pro Muffin: Kohlenhydrate 3,7g, Fette 7g und Proteine 3,9g.

Zutaten:

- 8 EL Mandelmehl
- 8 EL Leinsamenmehl
- 1 TL Backpulver
- 1/2 TL Salz
- 1/4 TL Pfeffer
- 2 Eier
- 4 EL saure Sahne

Hamburger Füllung:

- 1 Pfund Hackfleisch
- 2 EL Tomatenmark
- Salz, Pfeffer, Zwiebelpulver, Knoblauchpulver nach Geschmack

Toppings:

- oz Cheddar-Käse
- 1 Gurke, in Scheiben geschnitten
- 2 EL Ketchup
- 2 EL Senf

Schritte:

1. Den Ofen auf 175 C erhitzen.

2. Kombinieren Sie zusammen: gemahlenes Rindfleisch +Würzen+Salz +Pfeffer. Fry

3. Die trockenen Zutaten vermischen: Mandelmehl+Leinsamenmehl+Backpulver+Salz+Pfeffer.

4. Dort:sauer Creme +Eier

5. Den Teig in die Backsilikonbecher geben, gefettet. Lassen Sie etwas Platz an der Spitze.

6. Das gemahlene Rindfleisch auf die Oberseite des Teigs legen.

7. Backen Sie für 20 min.

8. Aus dem Ofen nehmen und den Käse auf das gemahlene Rindfleisch legen. Backen Sie für 3 min mehr.

9. Legen Sie das Topping und genießen Sie.

SNACKS REZEPTE

Brötchen mit

Joghurt und

Samen

Portionen: 6

Kochzeit: 40 Minuten

Nährstoffe pro Portion: Kalorien: 105 | Fette: 15 g | Kohlenhydrate: 3,6 g | Proteine: 16 g

Zutaten:

- 2/3 Tasse Joghurt
- 1 Tasse Mandelmehl
- 2 EL Kokosmehl
- 2 EL Psyllium
- 4 Eier
- 3 EL + 1 TL Leinsamen (zur Dekoration)
- 3 EL Sonnenblumenkerne
- 1 TL Backpulver
- 1/2 TL Salz

Kochprozess:

1. Der Ofen wird auf 185°C vorgeheizt.

2. In einer Schüssel, schlagen Sie die Eier durch einen Mixer bis zu dichten Masse. Joghurt, trockene Zutaten hinzufügen. Mischen Sie wieder. Den Teig 10 Minuten stehen lassen.

3. Bedecken Sie das Backblech mit Pergament. Machen Sie die runden Brötchen und legen Sie sie auf einem Backblech.

4. Mit Sonnenblumenkernen bestreuen und 25 Minuten im Ofen backen.

Brötchen mit Walnüssen

Portionen: 4

Kochzeit: 40 Minuten

Nährstoffe pro Portion: Kalorien: 165 | Fette: 23,1 g | Kohlenhydrate: 4,5 g | Proteine: 18 g

Zutaten:

- 5 Eier
- 3 EL Mandelmehl
- 3 EL Kokosmehl
- 1 1/2 EL Psyllium
- 2 EL Butter
- 1/2 Tasse Joghurt
- 1/2 Tasse geriebener Parmesan
- 2 TL Backpulver
- 1/2 Tasse Walnüsse
- 1/2 EL Kreuzkümmel (zur Dekoration)

Kochprozess:

1. Der Ofen soll auf 190°C vorgeheizt werden.
2. In einer Schüssel, schlagen Sie die Eier durch einen Mixer bis zur Gleichmäßigkeit. Fügen Sie weiche Butter, trockene Zutaten, Joghurt und zerkleinerte Walnüsse hinzu. Gut mischen. Fügen Sie den geriebenen Parmesan hinzu. Den Teig 10 Minuten

stehen lassen.

3. Machen Sie die runden Brötchen mit nassen Händen, und legen Sie sie auf dem Backblech mit Pergament bedeckt.

4. Mit Kreuzkümmel abschmecken und 20 Minuten im Ofen backen.

Abendess

Experte:

Mikrowellenbrot

Portionsgröße: 4 kleine Runden

Nährwerte: 2 g Netto Kohlenhydrate; 3,25 g Proteine; 13 g

Fett;132 Kalorien

Zutaten:

- Mandelmehl - .33 Tasse
- Salz - .125 TL
- Backpulver - .5 TL
- Geschmolzenes Ghee – 2,5 EL.
- Ei - 1
- Öl – Spritz für den Becher

Wegbeschreibungen:

1. Fetten Sie eine Tasse mit dem Öl. Kombinieren Sie alle Befestigungen in einer Mischschale und gießen Sie in die Tasse. Legen Sie die Tasse in die Mikrowelle. Stellen Sie den Timer mit der hohen Einstellung für 90 Sekunden ein.

2. Übertragen Sie den Becher für 2-3 Minuten in einen Kühlraum. Vorsichtig vom Brot nehmen und in 4 Portionen schneiden.

Paleo Brot – Keto-Stil

Portionen: 1 Laib – 10 Scheiben

Nährwerte: 9,1 g Nettokohlenhydrate ; 10,4 g Proteine; 58,7 g Fett; 579.6 Kalorien

Zutaten:

- Olivenöl - .5 Tasse (+) 2 EL.
- Eier – 3
- Mandelmilch/Wasser - .25 Tasse
- Kokosmehl - .5 Tasse
- Backpulver – 1 TL.
- Mandelmehl – 3 Tassen
- Backpulver – 2 TL.
- Salz - .25 TL.
- Auch benötigt: Laib Pfanne – 9 x 5-Zoll

Wegbeschreibungen:

1. Den Ofen auf 300oF aufwärmen. Die Pfanne mit Olivenöl leicht spritzen.
2. Kombinieren Sie alle trockenen Befestigungen und mischen Sie mit dem Nass, um den Teig vorzubereiten.
3. In die gefettete Pfanne gießen und 1 Stunde backen.
4. Kühl und in Scheiben schneiden.

Sesamsamenbrot

Portionen: 6

Nährwerte: 1 g Netto kohlenhydratreich ;7 g Proteine; 13 g Fett; 100 Kalorien

Zutaten:

- Sesamsamen – 2 EL.
- Psyllium-Schalenpulver – 5 EL
- Meersalz - .25 TL.
- Apfelessig – 2 TL.
- Backpulver – 2 TL.
- Mandelmehl – 1,25 Tassen
- Kochendes Wasser – 1 Tasse
- Eiweiß – 3

Wegbeschreibungen:

1. Den Ofen auferhitzen, um 350oF zu erreichen. Spritzen Sie eine Backform mit etwas Speiseölspray. Das Wasser in einen Topf geben

   zum Kochen.

2. Mischen Sie das Psylliumpulver, Sesamsamen, Meersalz, Backpulver und Mandelmehl.

3. Das gekochte Wasser, den Essig und das Eiweiß unterrühren. Verwenden Sie einen Handmixer (weniger als 1 Min.) zu kombinieren. Legen Sie das Brot auf die vorbereitete Pfanne.

4. Servieren und genießen Sie jederzeit nach dem Backen für 1 Stunde.

DAS KETO MITTAGESSEN

Freitag:

Mittagessen:

Cremige Avocado und Speck mit Ziegenkäsesalat

Salat erhält ein Upgrade, wenn sehnsüchtige Avocado und Ziegenkäse mit knusprigem Speck und knusprigen Nüssen kombiniert werden. Schnell und gut zum Mittag- oder Abendessen.

Variationstipp: Verwenden Sie verschiedene frische Kräuter im Dressing.

Vorbereitungszeit: 10 Minuten Kochzeit: 20 Minuten

Serviert 4

Was ist drin?

Salat:

- Ziegenkäse (1 8-Unzen-Log)
- Speck (.5 Pfund)
- Avocados (2 qty)
- Geröstete Walnüsse oder Pekannüsse (.5 Tasse)
- Arugula oder BabySpinat (4 Unzen)

Dressing:

- Halb Zitrone, entsaftet

- Mayonnaise (.5 Tasse)

- Natives Olivenöl extra (.5 Tasse)

- Schwere Schlagsahne (2 T)

- Koscheres Salz (nach Geschmack)

- Frisch gemahlener Pfeffer (nach Geschmack)

Wie es gemacht wird

1. Eine Backform mit Pergamentpapier auslegen.
2. Backofen auf 400 Grad vorheizen.
3. Ziegenkäse in Halb-Zoll-Runden schneiden und in Backform geben. Auf einem oberen Rack in den vorgeheizten Ofen stellen, bis

   goldbraun.
4. Speck kochen, bis er knusprig ist. In Stücke schneiden
5. Avocado in Scheiben schneiden und auf Grüns legen. Top mit Speckstücken und Fügen Sie Ziegenkäse runden.
6. Nüsse hacken und auf den Salat streuen.
7. Zum Dressing Zitronensaft, Mayo, natives Olivenöl extra und Schlagsahne kombinieren. Mischen Sie mit Arbeitsplatte oder Immersion Mixer.
8. Mit koscherem Salz und frischem gemahlenem Pfeffer abschmecken.

Netto kohlenhydrat: 6 Gramm Fett: 123
Gramm

Protein: 27 Gramm

Zucker: 1 Gramm

KETO BEIM ABENDESS

Freitag:

Abendessen:

Minutensteak mit

Pilzen und

Kräuterbutter

Dieses Abendessen kommt schnell zusammen. Perfekt für geschäftige Wochenabende.

Variationstipp: Probieren Sie eines Ihrer Lieblingsgemüse aus.

Vorbereitungszeit: 10 Minuten Kochzeit: 20 Minuten

Serviert 4

Was ist drin?

Für Steaks:

- Minutensteaks (8 qty)
- Zahnstocher (8 qty)
- Gruyere-Käse, in Stöcke geschnitten (3 Unzen)
- Koscheres Salz (nach Geschmack)
- Frisch gemahlener Pfeffer (nach Geschmack)
- Butter (2 T)
- Leeks (2 qty)

- Pilze (15 Unzen)

- Natives Olivenöl extra (2 T)

- Für Kräuterbutter:

- Butter (5 Unzen)

- Gehackte Knoblauchzehen (1 qty)

- Knoblauchpulver (.5 T)

- Gehackte Petersilie (4 T)

- Zitronensaft (1 t)

- Koscheres Salz (.5 t)

Wie es gemacht wird

1. Kombinieren Sie alle Kräuterbutterzutaten in einer Glasschüssel. Mindestens 15 Minuten beiseite stellen.

2. Lauch und Pilze in Scheiben schneiden. Sauté in nativem Olivenöl extra bis leicht braun. Mit Salz und Pfeffer abschmecken. Entfernen Sie von der Pfanne und halten Sie warm.

3. Steaks mit Salz und Pfeffer würzen. Legen Sie einen Stock Käse in der Mitte und rollen Steaks, Sicherung mit einem Zahnstocher.

4. Sauté bei mittlerer Hitze für 10 bis 15 Minuten.

5. Pfannensäfte auf Gemüse gießen.

6. Teller Steaks und Gemüse und mit Kräuterbutter servieren.

Netto kohlenhydratbemessen: 6 Gramm

Fett: 89 Gramm

Protein: 52 Gramm

Zucker: 2 Gramm

Lightning Source UK Ltd.
Milton Keynes UK
UKHW021835040621
384966UK00002B/414

9 781802 970647